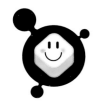

科学原理早知道 我们的身体

U0385473

食物的旅行

[韩] 李承佑 文
[韩] 金妍珠 绘
祝嘉雯 译

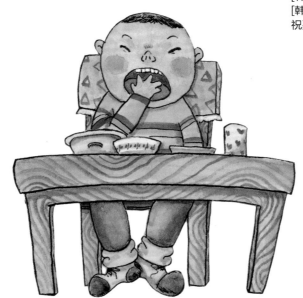

化学工业出版社
·北京·

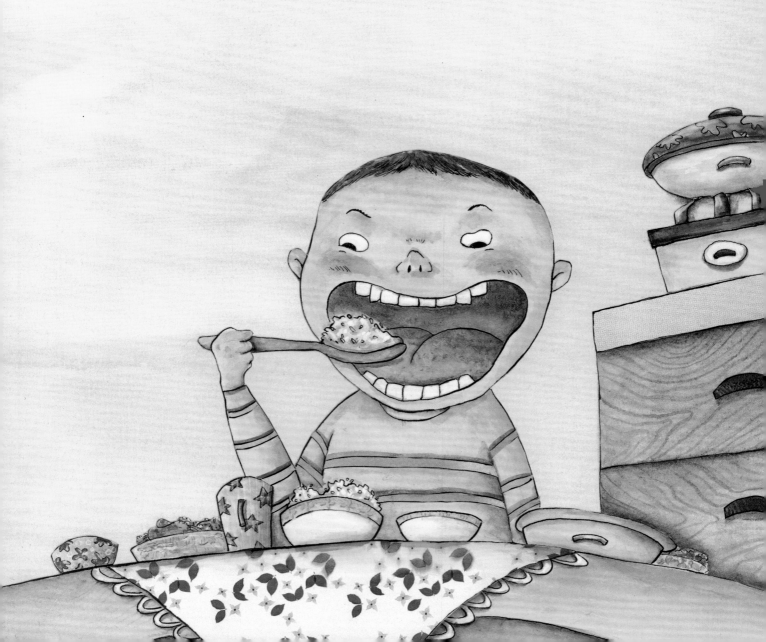

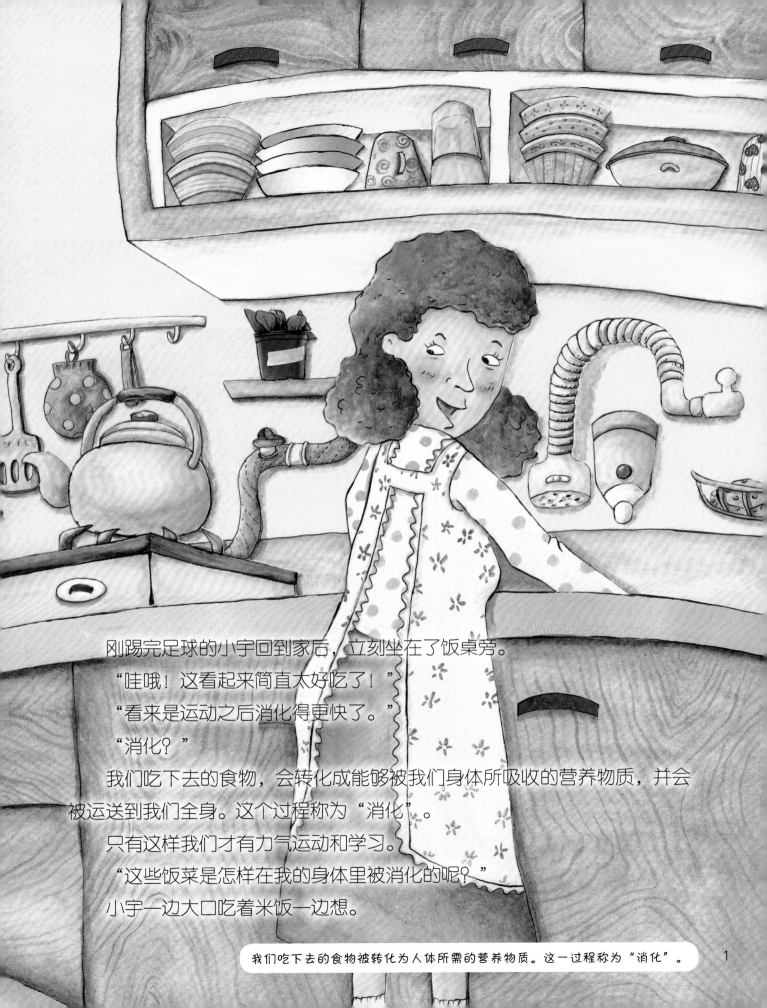

刚踢完足球的小宇回到家后，立刻坐在了饭桌旁。

"哇哦！这看起来简直太好吃了！"

"看来是运动之后消化得更快了。"

"消化？"

我们吃下去的食物，会转化成能够被我们身体所吸收的营养物质，并会被运送到我们全身。这个过程称为"消化"。

只有这样我们才有力气运动和学习。

"这些饭菜是怎样在我的身体里被消化的呢？"

小宇一边大口吃着米饭一边想。

我们吃下去的食物被转化为人体所需的营养物质。这一过程称为"消化"。

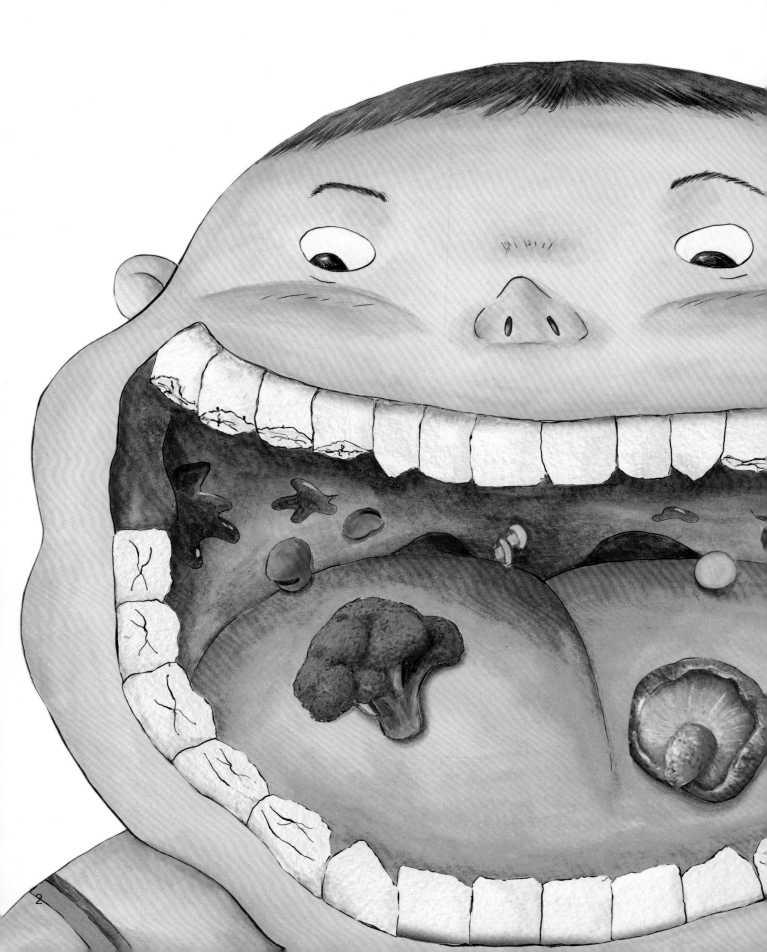

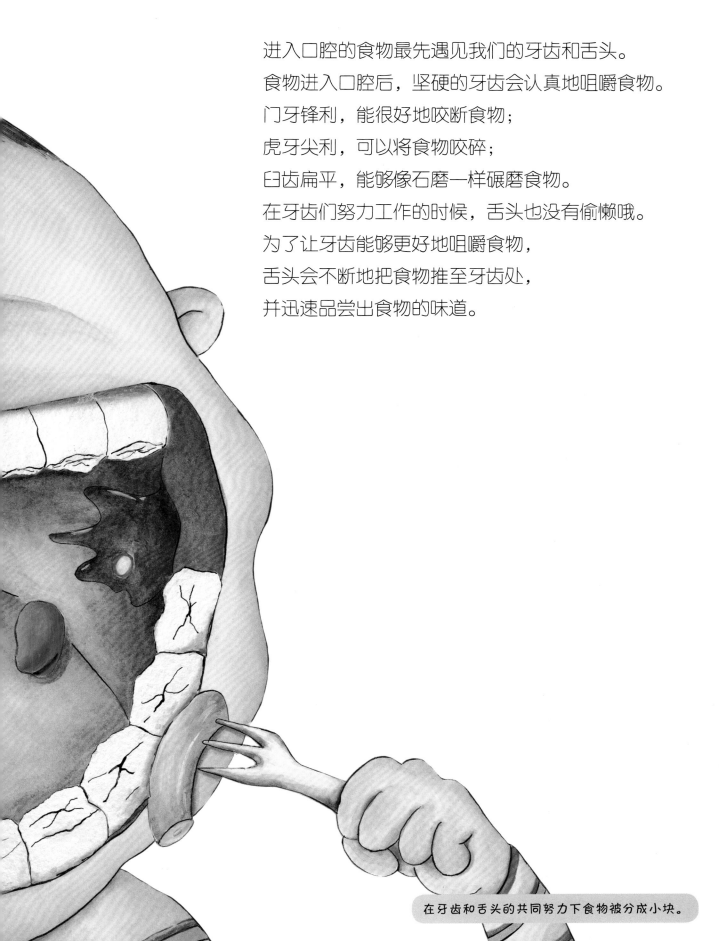

进入口腔的食物最先遇见我们的牙齿和舌头。

食物进入口腔后，坚硬的牙齿会认真地咀嚼食物。

门牙锋利，能很好地咬断食物；

虎牙尖利，可以将食物咬碎；

臼齿扁平，能够像石磨一样碾磨食物。

在牙齿们努力工作的时候，舌头也没有偷懒哦。

为了让牙齿能够更好地咀嚼食物，

舌头会不断地把食物推至牙齿处，

并迅速品尝出食物的味道。

在牙齿和舌头的共同努力下食物被分成小块。

啊，对了！口腔里还有一个成员忘记介绍了。

唾液！

你知道唾液有什么作用吗?

唾液可以湿润食物，帮助牙齿更加轻松地咀嚼食物，

使食物更容易下咽，还能洗净口腔中的细菌。

这些都能够帮助我们更好地消化食物，以摄取其中的营养。

其实我们体内有许多种消化液帮助我们进行消化，唾液只是其中的一种。

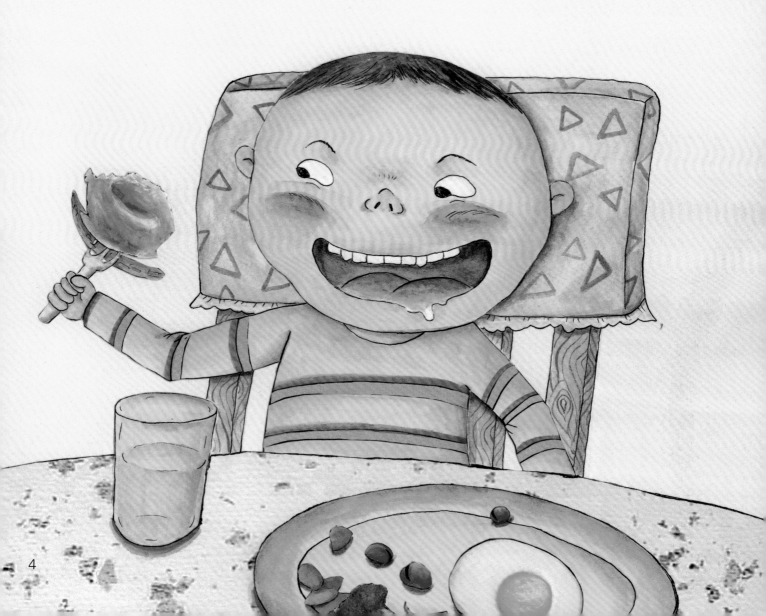

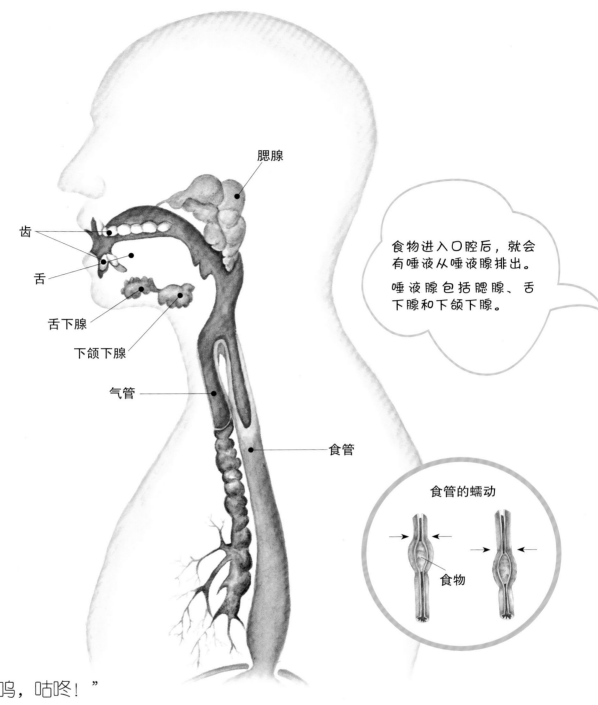

腮腺

齿

舌

舌下腺

下颌下腺

气管

食管

食管的蠕动

食物

食物进入口腔后，就会有唾液从唾液腺排出。

唾液腺包括腮腺、舌下腺和下颌下腺。

"啊呜啊呜，咕咚！"

小宇吞下去的食物通过与喉咙相连的细长管道进入体内。

在喉咙下方有两条细长的管道，

一条是输送食物的食管，另一条是输送空气的气管。

要是食物进到气管里，那可就大事不妙了！

但也不用过于担心，因为气管上方有咽部，

在吞咽食物的时候，咽部会将气管入口挡住。

唾液有助于消化。食物从口腔进入后，顺着食管向下移动。

食物顺着食管又去了哪里呢？对了，就是胃！

"咕噜噜！妈妈，我听见肚子里有奇怪的声音。"

"这是你的胃在告诉你'我肚子饿了，快给我吃的'。"

当胃里的食物消化完毕只剩下空气时，就会发出咕噜噜的声音。

于是我们就会感到饥饿，然后想要吃东西。

食物通过口腔进入体内，并通过食管来到我们的胃里。

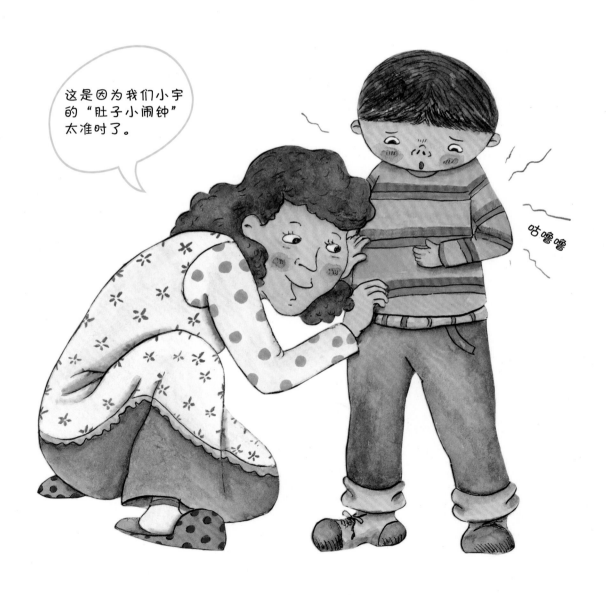

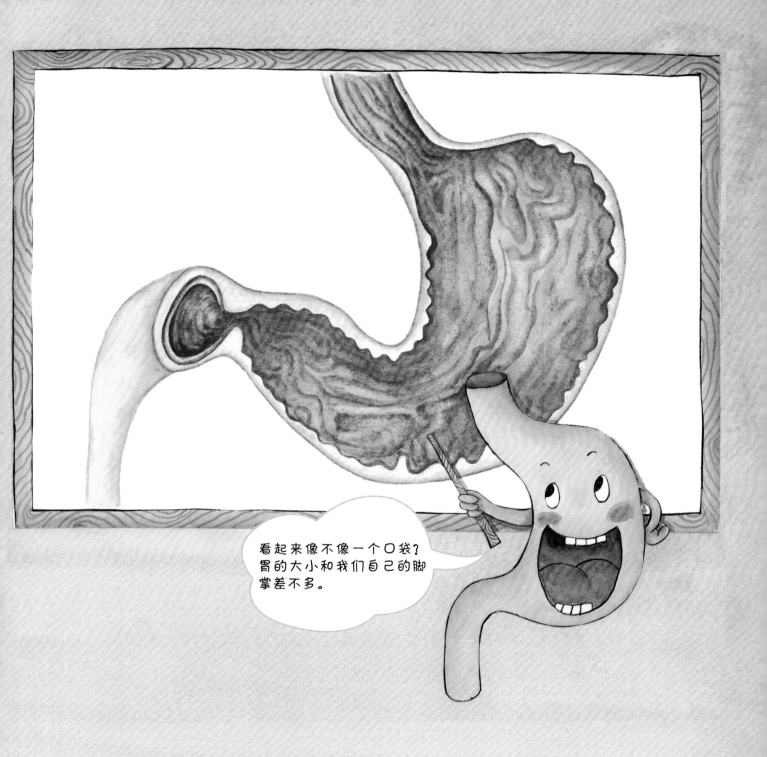

"咕咚"，食物从被咽下、经过食管再抵达胃部，只需要 6 ~ 7 秒。
水就更快了，只需 1 秒就能到达胃部。
到达胃部的食物，才算得上是正式开始被消化。

食物顺着食管抵达胃部。

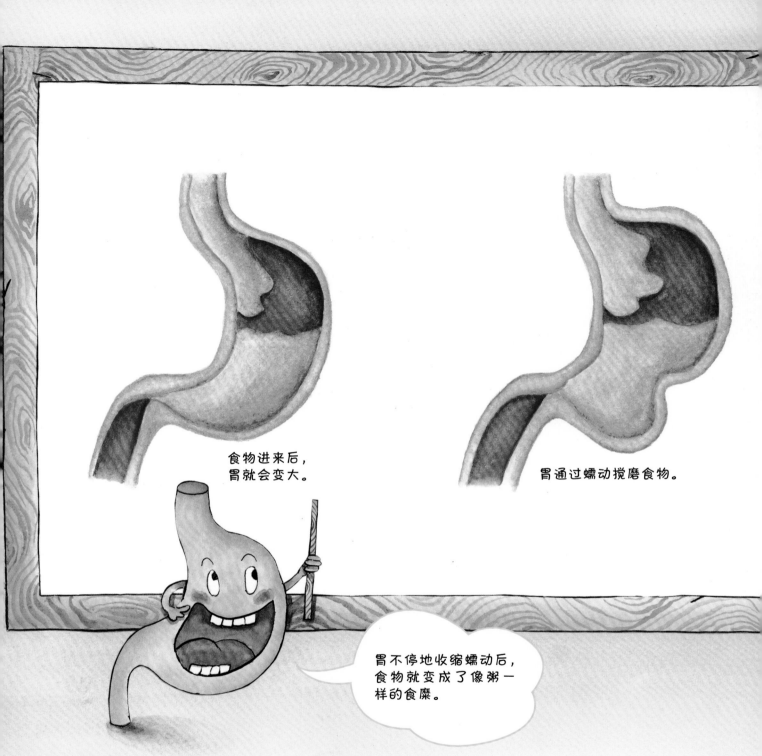

食物进来后，
胃就会变大。

胃通过蠕动搅磨食物。

胃不停地收缩蠕动后，
食物就变成了像粥一
样的食糜。

食物进入胃后就开始刺激胃蠕动了。

胃里还有一个能帮助它更好消化食物的朋友，叫"胃液"。

胃不停地蠕动，将食物和胃液充分搅磨。

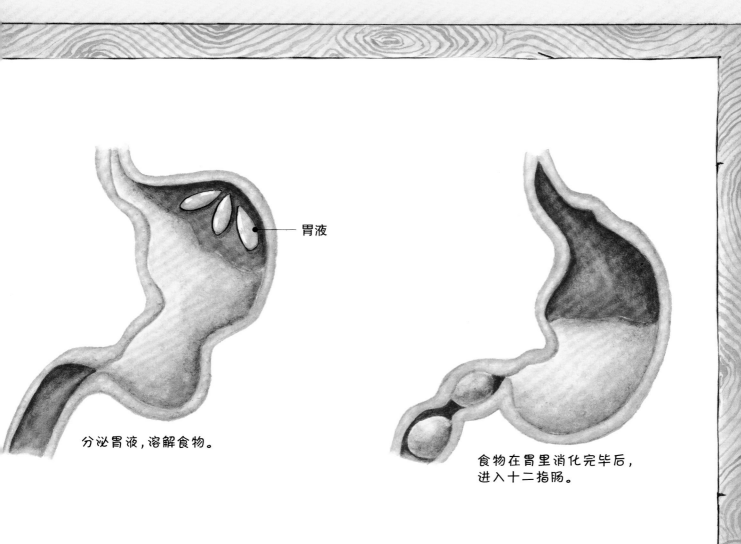

胃液

分泌胃液，溶解食物。

食物在胃里消化完毕后，
进入十二指肠。

胃液能够均匀地溶解食物，使其像糜烂的粥，
同时还能杀死有害细菌，帮助我们摄取只对身体有益的东西，
它是一个非常棒的朋友。

食物在胃里会变得像粥。胃里的胃液和口腔中的唾液一样都有助于食物消化。

在胃里变成了粥状物的食物进入十二指肠。

"由于它的长度相当于十二个横指并列的长度，

所以人们称它为'十二指肠'。"

妈妈向小宇解释道。

食物从胃部经过十二指肠时，

会遇见两个非常特别的朋友。

那就是胰液和胆汁！

它们是可以帮助我们更好地消化食物的重要伙伴。

每当食物流经十二指肠，它们就会从胰腺和肝脏中分泌出来。

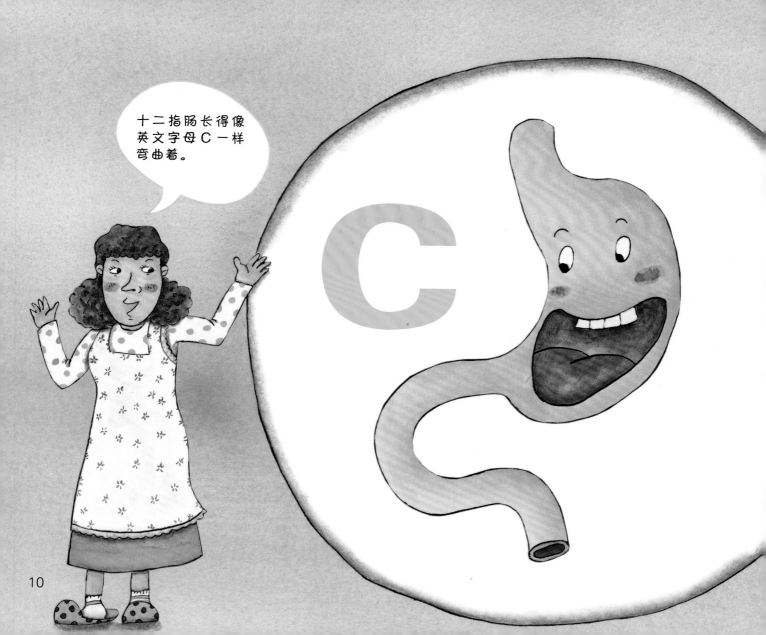

十二指肠长得像英文字母C一样弯曲着。

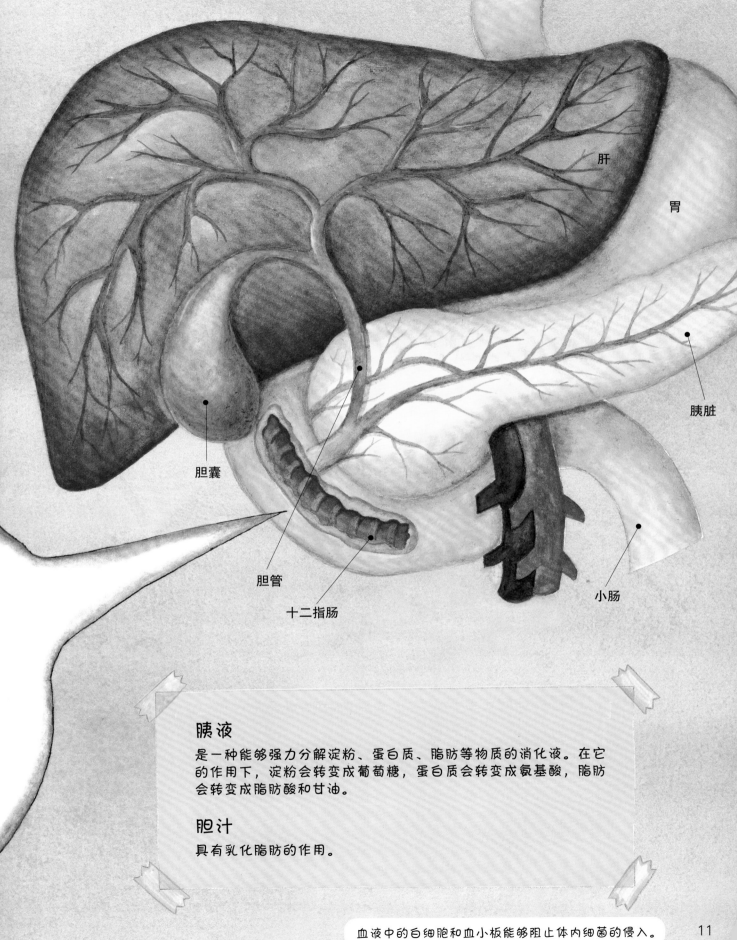

肝

胃

胰脏

胆囊

胆管

十二指肠

小肠

胰液
是一种能够强力分解淀粉、蛋白质、脂肪等物质的消化液。在它的作用下，淀粉会转变成葡萄糖，蛋白质会转变成氨基酸，脂肪会转变成脂肪酸和甘油。

胆汁
具有乳化脂肪的作用。

血液中的白细胞和血小板能够阻止体内细菌的侵入。

11

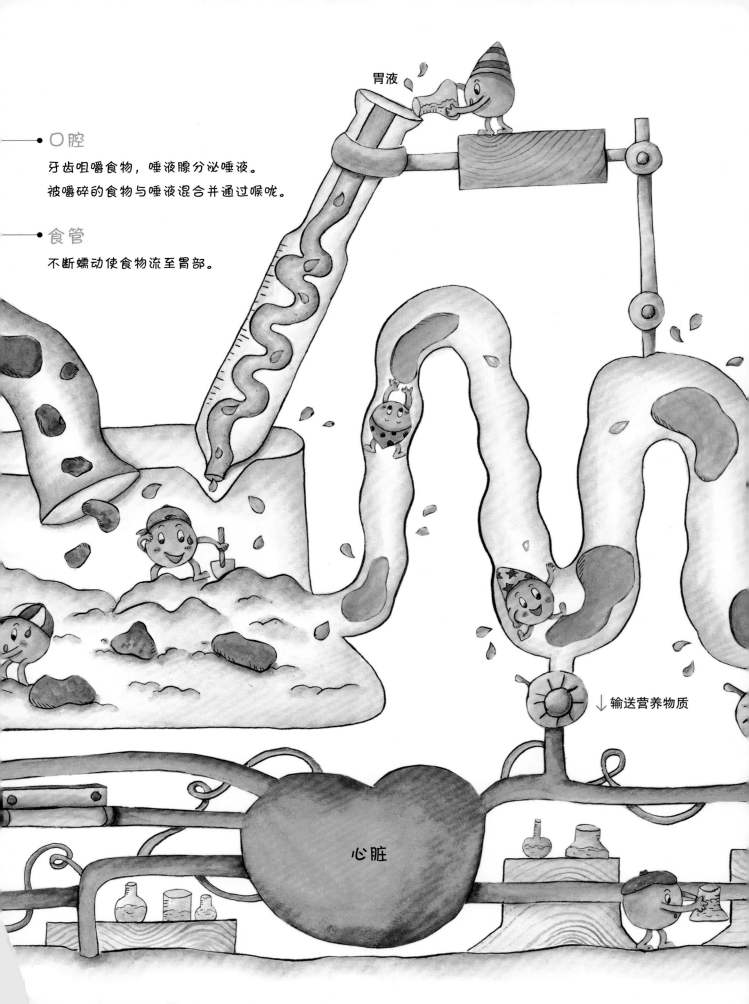

● 口腔

牙齿咀嚼食物，唾液腺分泌唾液。
被嚼碎的食物与唾液混合并通过喉咙。

● 食管

不断蠕动使食物流至胃部。

胃液

↓输送营养物质

心脏

食物在体内的旅行

为便于人体吸收所需营养，
食物经过各个消化器官时，
会发生变化。
这一过程称为"消化"。
让我们跟随食物一起旅行吧！

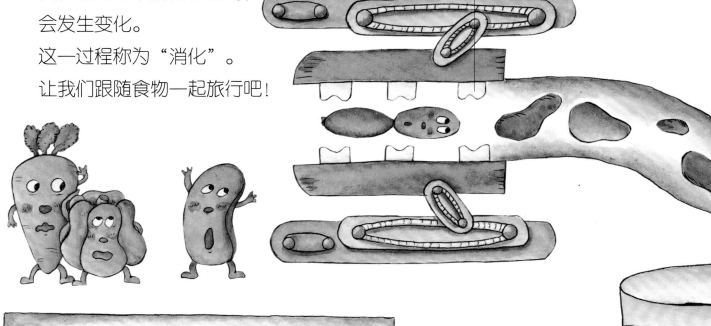

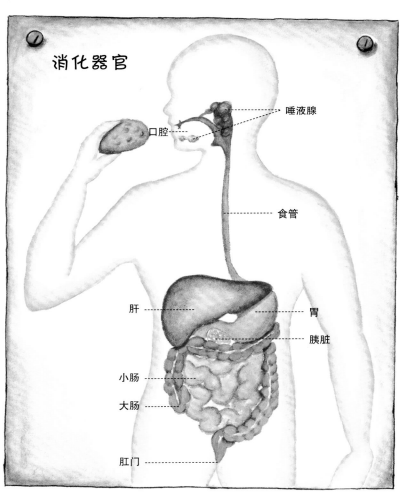

消化器官

- 唾液腺
- 口腔
- 食管
- 肝
- 胃
- 胰脏
- 小肠
- 大肠
- 肛门

食物与胃液混合变成粥状物。

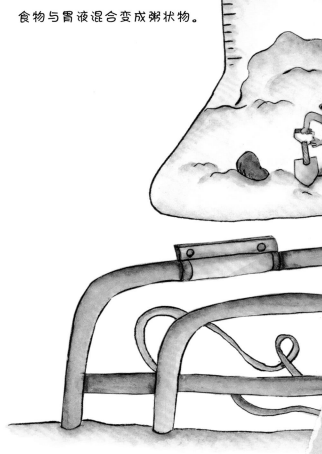

胃

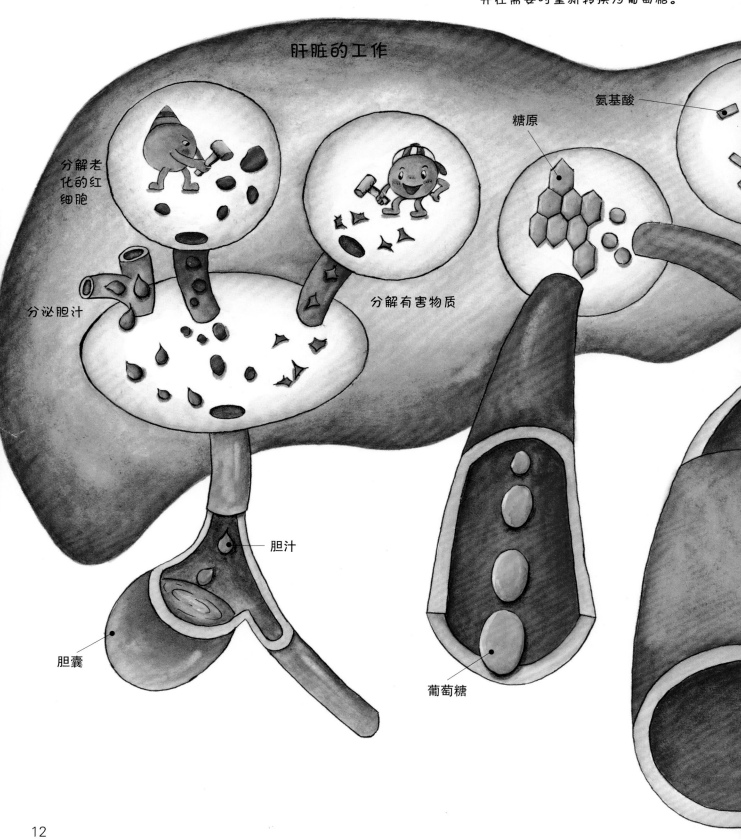

肝脏的工作

葡萄糖主要以糖原形式被储存，并在需要时重新转换为葡萄糖。

氨基酸

糖原

分解老化的红细胞

分泌胆汁

分解有害物质

胆汁

胆囊

葡萄糖

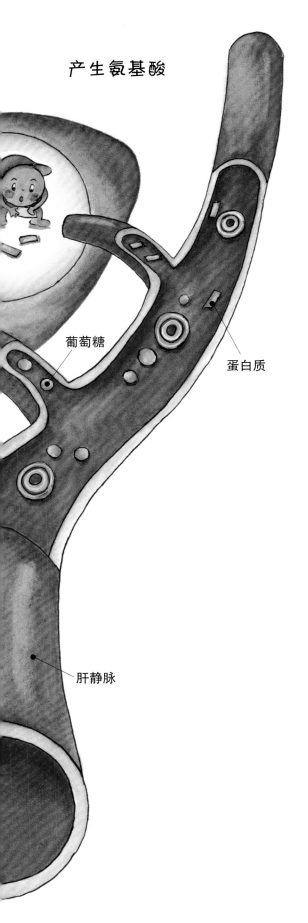

产生氨基酸

葡萄糖

蛋白质

肝静脉

再来了解一下分泌胆汁的肝脏吧！
食物经过十二指肠时，
肝脏就会分泌出胆汁帮助消化。
另外肝脏还能分解进入体内的有害毒素，
是我们身体里最重要的器官之一。

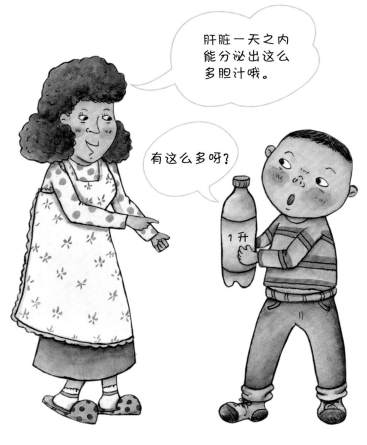

肝脏一天之内
能分泌出这么
多胆汁哦。

有这么多呀？

1升

肝脏分泌的胆汁，帮助十二指肠消化食物。

我们身体所需的营养素

营养素存在于食物中，人们通过进食消化的方式摄取营养素，维持身体健康。

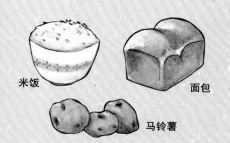

米饭　面包　马铃薯

碳水化合物

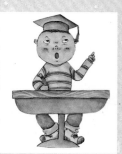

它是维持人体温度和能量的基础。我们吃的米饭中就含有大量的碳水化合物。它能使我们精力充沛，为我们的大脑提供能量。想要头脑聪明就必须要吃米饭哦！除了米饭，还有面包、马铃薯、番薯等，都含有大量的碳水化合物。

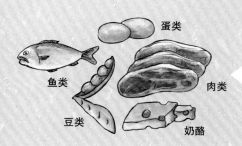

蛋类　鱼类　肉类　豆类　奶酪

蛋白质

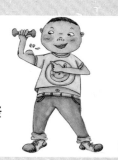

蛋白质能够促进血液和肌肉的生长，是头发、指甲、皮肤等的主要成分，同时还能促进伤口的愈合。像豆类、鱼类还有肉类等，都含有大量的蛋白质。

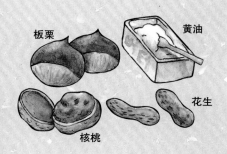

板栗　黄油　花生　核桃

脂肪

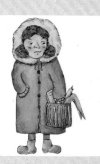

和碳水化合物一样，脂肪也是维持人体温度和能量的基础。当碳水化合物被消耗殆尽后，人体就会开始消耗脂肪。脂肪不仅存在于肉类中，花生、核桃、板栗等都含有脂肪。因此要是吃太多肉类食品的话，脂肪就会堆积导致肥胖。

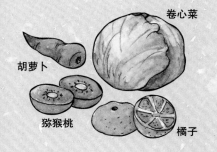

卷心菜　胡萝卜　猕猴桃　橘子

维生素

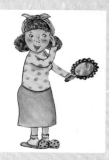

维生素虽然无法为人体补充能量，但它可以让我们的身体保持健康。人体缺乏维生素就容易生病。因此我们要坚持每天都吃富含维生素的蔬菜和水果。

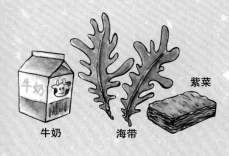

牛奶　海带　紫菜

矿物质

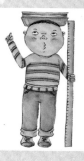

矿物质中的钙可强健骨骼，帮助我们长高。海带和紫菜等食物中含有大量的碘，能够促进生长发育，还可以加强血液循环。

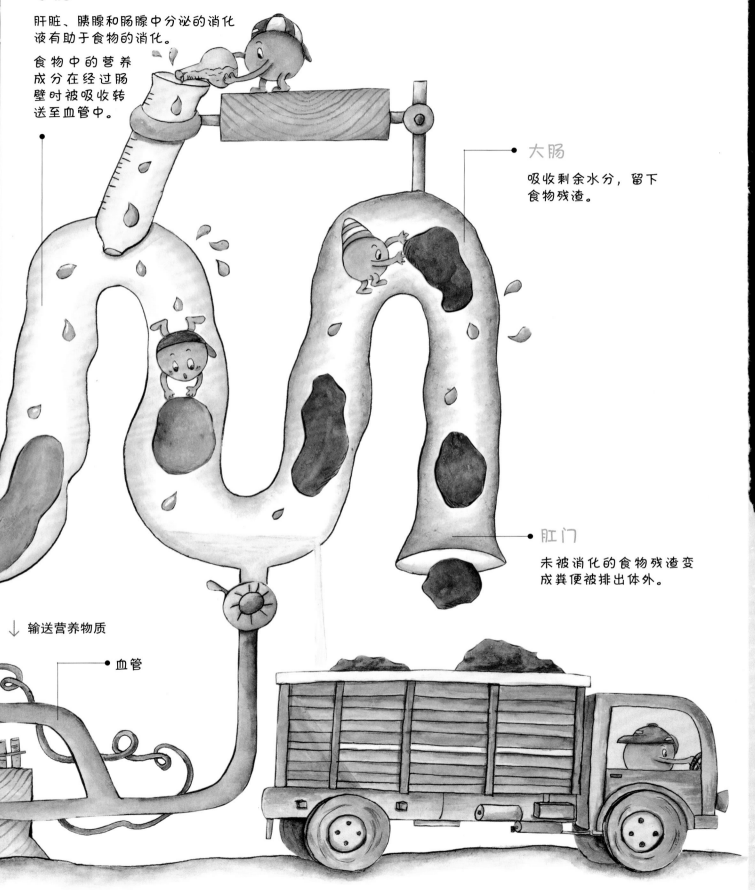

小肠

肝脏、胰腺和肠腺中分泌的消化液有助于食物的消化。

食物中的营养成分在经过肠壁时被吸收转送至血管中。

大肠

吸收剩余水分，留下食物残渣。

↓ 输送营养物质

● 血管

肛门

未被消化的食物残渣变成粪便被排出体外。

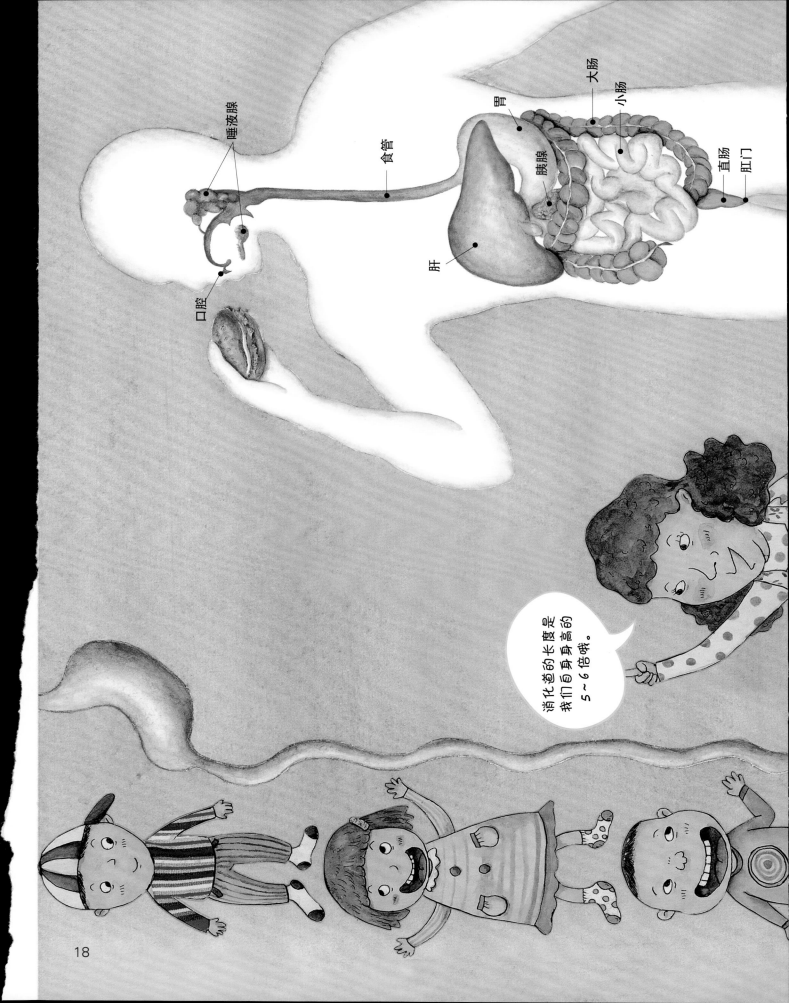

"妈妈，食物经过十二指肠后会去哪儿呀？"

"会进入小肠哦。"

小肠的长度非常长，如果将它平铺开来，其长度为 6 ～ 7 米。

"我们的肚子装得下这么长的小肠呀？"小宇惊讶极了，急忙向妈妈问道。

"不必担心，小肠是盘曲在我们肚子里的。"

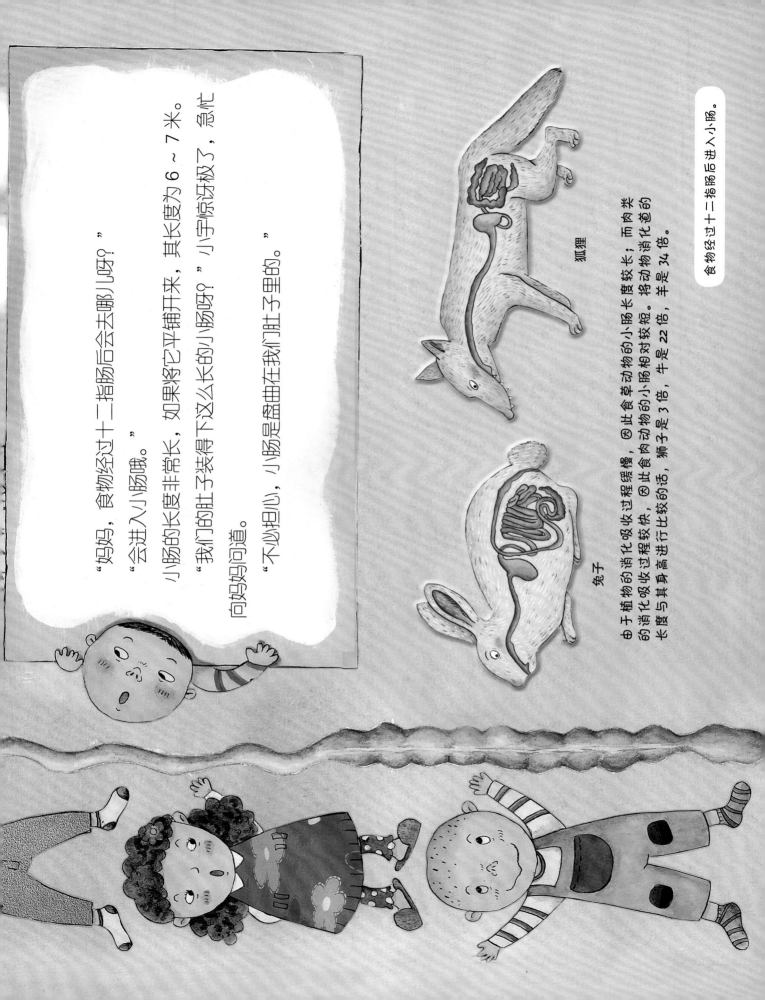

狐狸

兔子

由于植物的消化吸收过程缓慢，因此食草动物的小肠长度较长；而肉类的消化吸收过程较快，因此食肉动物的小肠相对较短。将动物消化道的长度与其身高进行比较的话，狮子是 3 倍，牛是 22 倍，羊是 34 倍。

食物经过十二指肠后进入小肠。

在小肠中也有可以帮助我们消化的朋友，它的名字叫"肠液"。
食物与肠液混合后，就会被稀释得像水一样。
小肠壁上有许多绒毛状的突起，
身体就是在这里进行食物的营养摄取的。

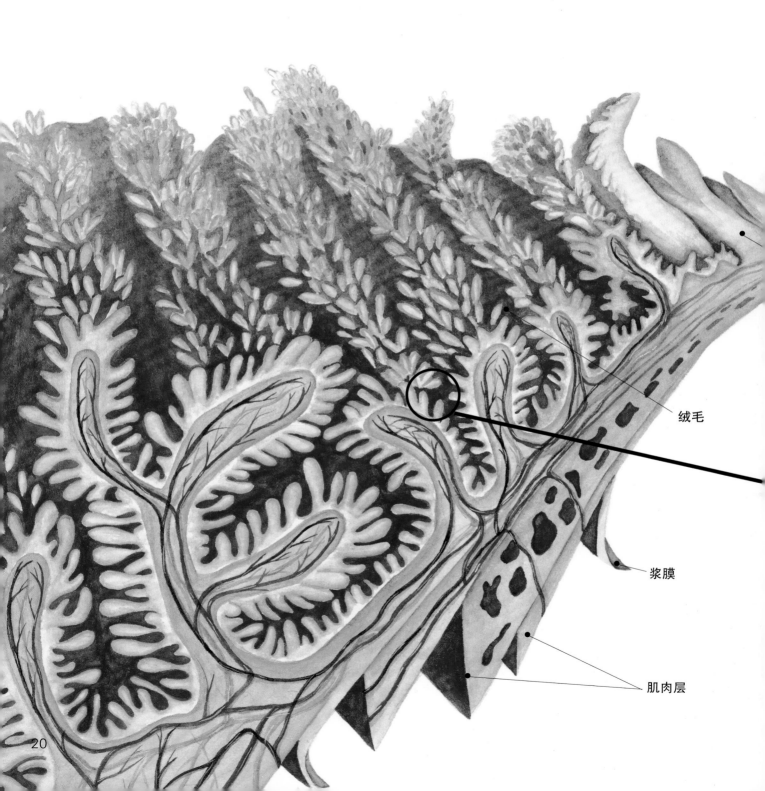

绒毛

浆膜

肌肉层

伴随着小肠旅行的结束，食物中几乎所有的营养成分也都被吸收完毕。

小肠通过血液和淋巴管将吸收来的养分运送至肝脏。

接着肝脏将营养物质存储起来，并将其发送到需要它的各个角落。

结束了蜿蜒曲折的小肠之旅，

此刻只剩下水和残渣的食物即将进入大肠。

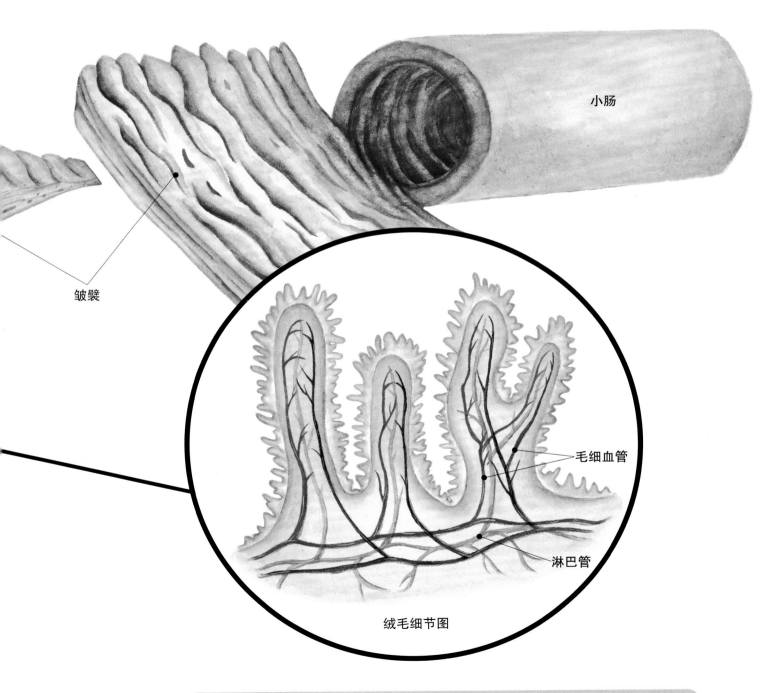

小肠

皱襞

毛细血管

淋巴管

绒毛细节图

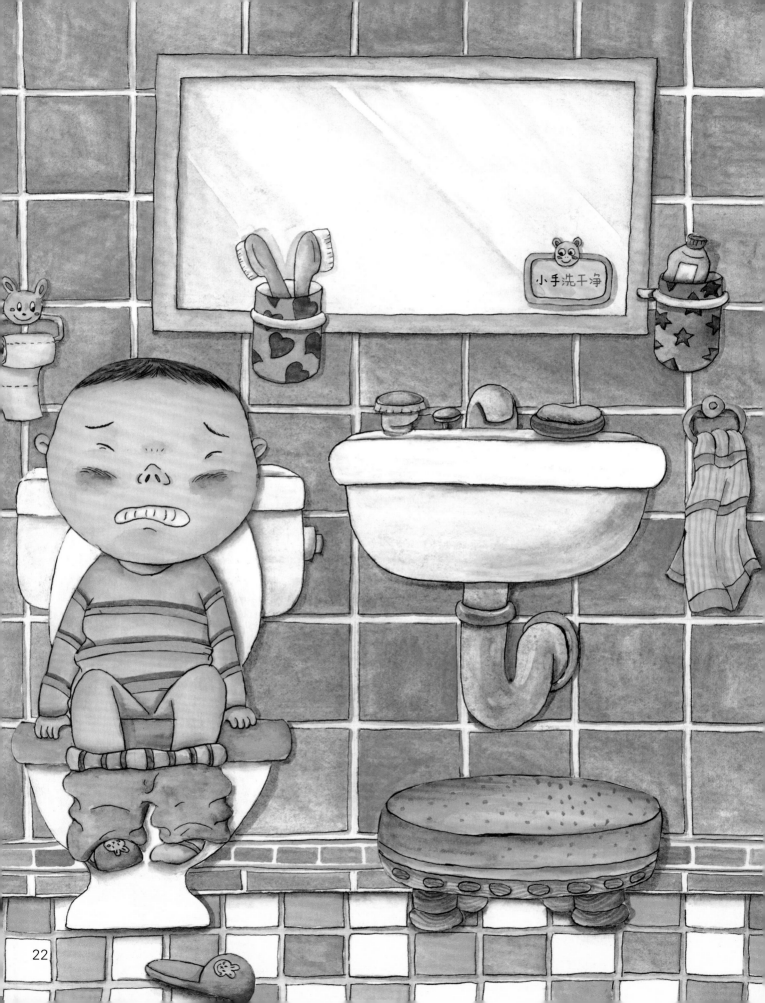

22

"进入大肠后，大部分的水分也被吸收走，大肠内只剩下了食物残渣，也就是大便！然后通过我们的肛门，臭臭就被排出体外了。"

"啊，听到这里，我的肚子突然有点……"

"哎呀呀，我得去趟厕所了。"

大肠的长度约为 1.5 米，

里面生活着各种细菌，

它们能够更好地分解食物残渣。

因此上完厕所以后一定要把小手洗干净哦。

我们小宇在这方面一直做得很棒。

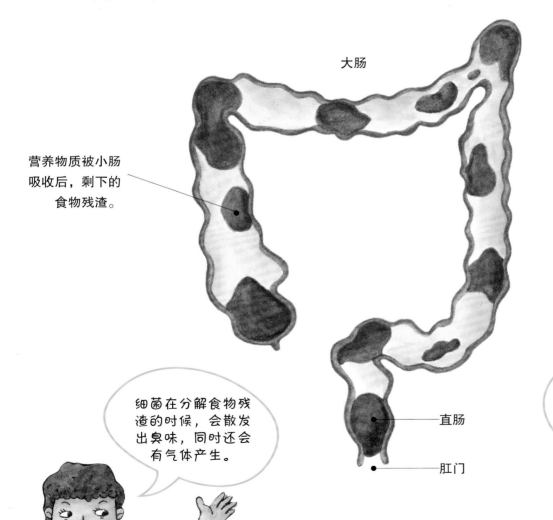

大肠

营养物质被小肠吸收后，剩下的食物残渣。

细菌在分解食物残渣的时候，会散发出臭味，同时还会有气体产生。

所以屁才这么臭呀。

直肠

肛门

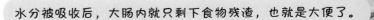

水分被吸收后，大肠内就只剩下食物残渣，也就是大便了。

23

"被吸收的营养物质被用到哪里去了？"小宇问妈妈。

"它变成了血液和肌肉，帮助我们小宇快快长高，还让我们的手脚变得更加结实，有力气在外面跑跑跳跳。"

"是吗？那我今天一定要吃很多很多才行！"

小宇兴奋地说道。

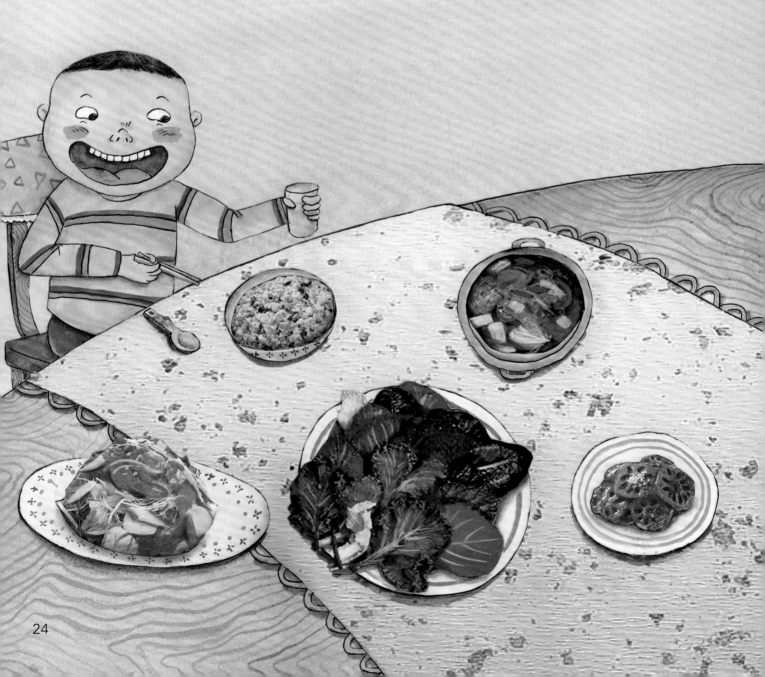

"才不是呢，多吃并不一定都好哦。吃太多的话，我们身体的工作量就会增加，要是总这样超负荷工作下去，是会生病的。还有，要是吃很多东西却又不运动的话，就会变成小胖子哦！饮食要均衡且适量，并且坚持锻炼，才能保持身体健康哦。"

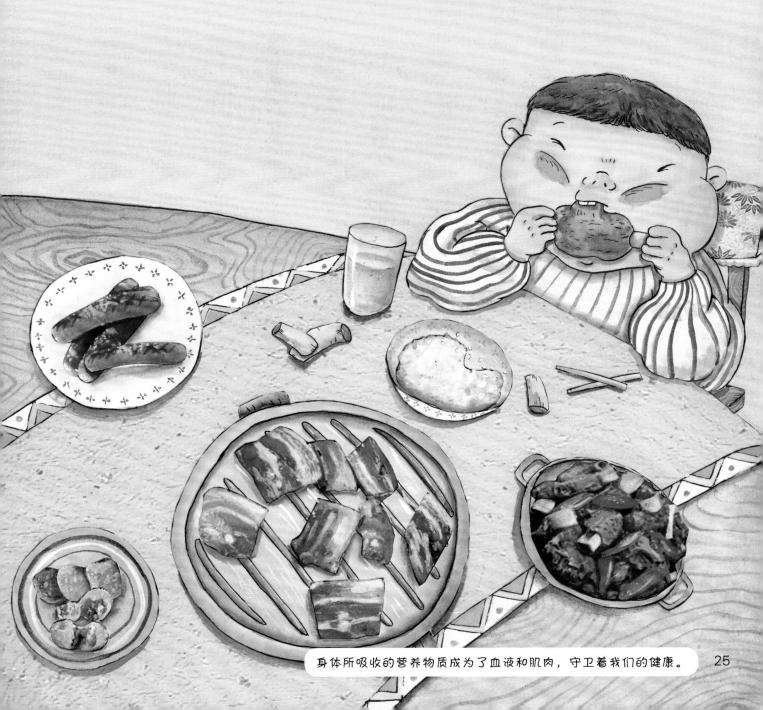

身体所吸收的营养物质成为了血液和肌肉，守卫着我们的健康。

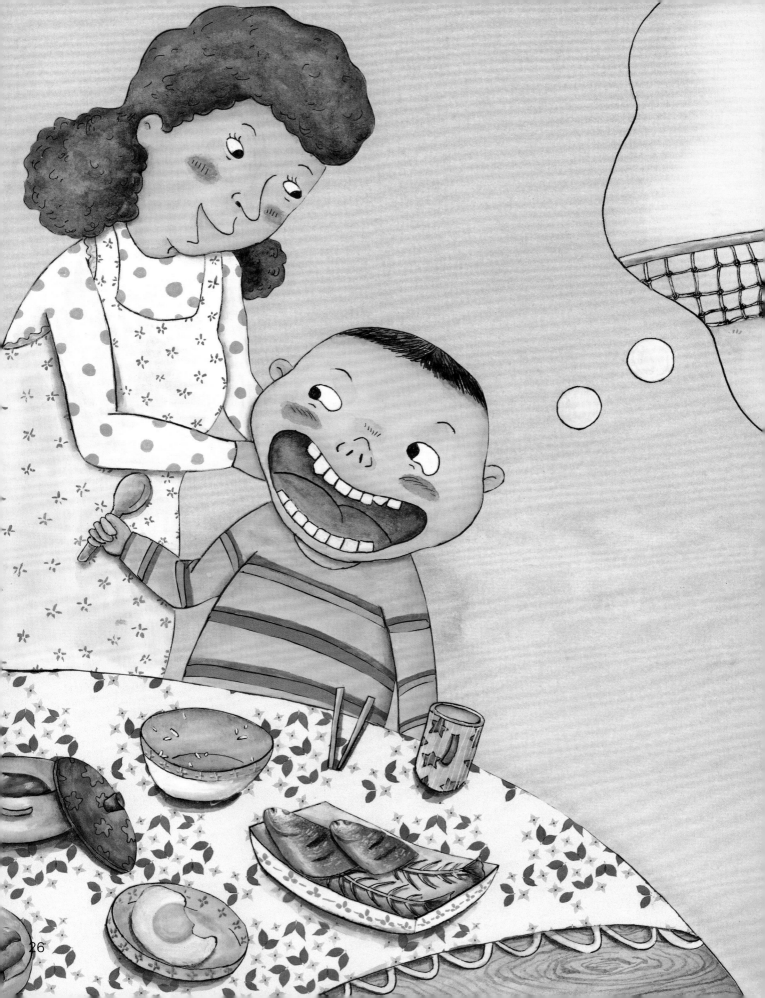

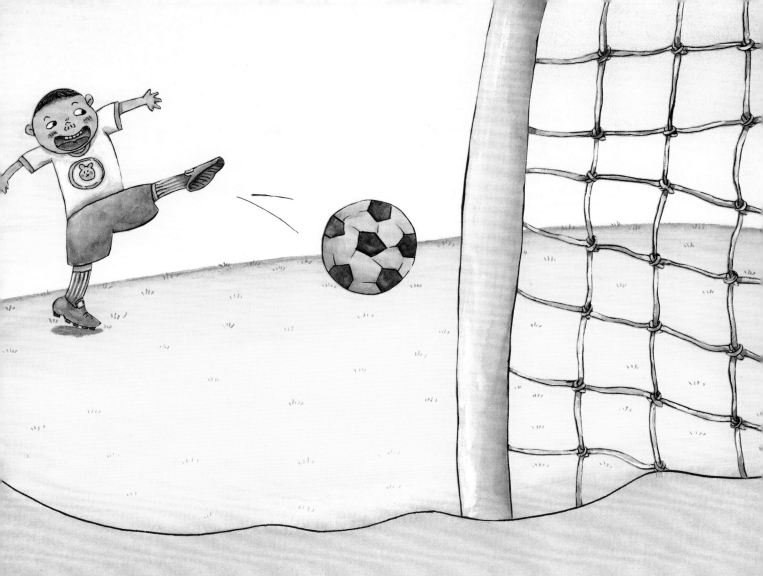

"啊，对了！约好了和同学们接着踢足球来着……"

小宇胡乱吃了几口，就打算去足球场了。

妈妈拍了拍小宇的肩膀，说道：

"小宇，你这样随便嚼两下就吞下去的话，十二指肠和小肠会非常难受的。"

"啊，对呵。"

小宇今天学到了好多知识啊。

吃饭不能挑食，还要适量，且细嚼慢咽。

吃完饭以后，不能马上进行剧烈运动！

细嚼慢咽有助于消化，饭后不能马上进行剧烈运动哦。　　27

通过实验与观察了解更多

舌头能尝出哪些味道？

你最喜欢什么食物？它的味道如何？

味道有咸、酸、甜和苦等。

这些味道都是由我们的舌头感知出来的。

一起来看看舌头都能尝出些什么味道吧！

实验材料　吸管、杯子、食醋、白糖水、盐水、蔬菜汁

实验方法

1. 分别往杯中倒入食醋、白糖水、盐水和蔬菜汁。

2. 用吸管蘸取，然后点在舌头上品尝。

3. 品尝后，先用水漱口再品尝另一个味道。

4. 捏住鼻子，重复步骤2，再次一一品尝。

实验结果

食醋是酸的，白糖水是甜的，

盐水是咸的，蔬菜汁是苦的。

捏住鼻子后，舌头很难品尝出味道。

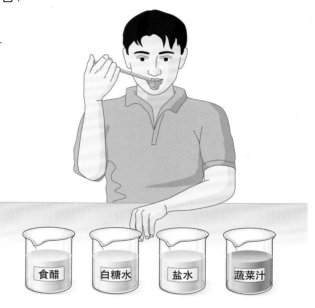

食醋　白糖水　盐水　蔬菜汁

为什么会这样呢？

舌头表面有许多突起和皱纹，这些突起的小点点被称为"舌乳头"。舌乳头上有可以品尝出味道的味蕾，当不同味道的食物与味蕾上的味觉细胞接触发生化学反应时，它们会受到刺激并将信息传送给大脑。

捏住鼻子吃东西就不能很好地品尝出食物的味道，这是因为鼻子的嗅觉与味觉的感知有关联。要是嗅觉失灵，就不能很好地分辨出味道了。

唾液能帮助消化吗？

唾液有助于口腔中食物的消化。我们知道，面粉中含有淀粉成分，而淀粉是一种碳水化合物。

通过下列实验，让我们来看看唾液是否有助于淀粉的消化。

实验材料　水淀粉、2 支试管、滴管、水、唾液、碘溶液、烧杯

实验方法

1. 分别往 2 支试管中加入 1/4 的水淀粉，再用滴管在一个试管中加入唾液，另一个试管中加入水。
2. 将 2 支试管置于 36℃左右的水中，大约 10 分钟后，分别加入一滴碘溶液，观察其颜色变化。

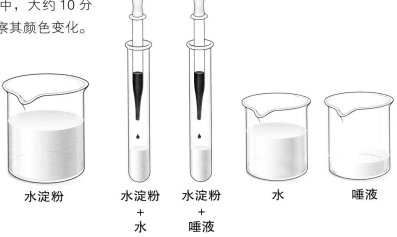

水淀粉　　水淀粉　　水淀粉　　　水　　　唾液
　　　　　　＋　　　　＋
　　　　　　水　　　唾液

实验结果

分别滴入碘溶液后，含水的溶液变成了紫色，含唾液的溶液不变色。

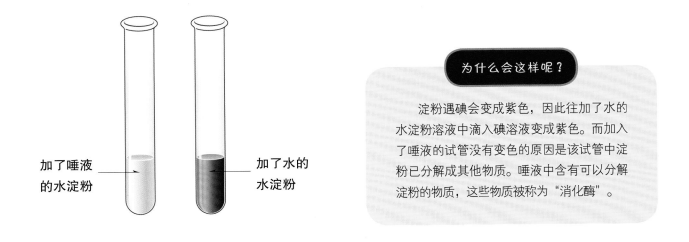

加了唾液的水淀粉　　　　　　　　加了水的水淀粉

为什么会这样呢？

淀粉遇碘会变成紫色，因此往加了水的水淀粉溶液中滴入碘溶液变成紫色。而加入了唾液的试管没有变色的原因是该试管中淀粉已分解成其他物质。唾液中含有可以分解淀粉的物质，这些物质被称为"消化酶"。

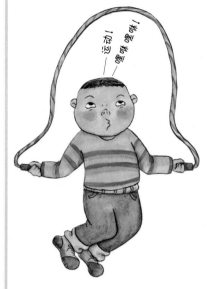

饭后半小时再运动。

提问 **为什么饭后会犯困？**

进食后，胃就开始了消化运动。而消化运动需要氧气，因此血液就会涌向胃部。这样一来流向头部和其他器官的血液就会相对减少，身体就会变得疲乏困倦了。

要是进食后马上就进行剧烈运动的话，那么本将流到胃部的血液会流到其他地方，致使胃部不能进行正常的消化运动，因此饭后休息半小时有益身体健康哦！

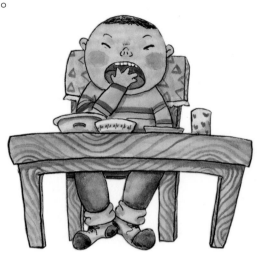

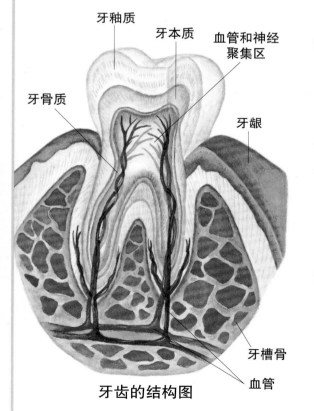

牙齿的结构图

牙釉质
牙本质
血管和神经聚集区
牙骨质
牙龈
牙槽骨
血管

提问 **为什么甜食吃多了，牙齿会烂掉？**

烂掉的牙齿又被称为"蛀牙"。食物残渣留在牙齿表面上的小孔中就会开始腐烂。刚开始的时候，我们并不能感受到牙齿的腐烂，这是因为牙齿表面的牙釉质（又称珐琅质）中没有神经。

但如果等到牙齿烂到神经的话，就会感觉到疼痛了。甜食中含有的乳酸成分特别容易导致蛀牙。大自然中那些不吃甜食的动物，即使不刷牙，牙齿也依旧非常健康哦。

提问 为什么会腹泻和便秘？

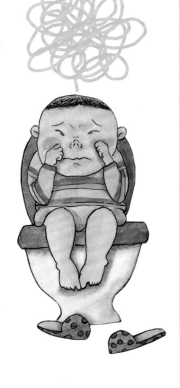

大肠每天大约要吸收 2.4 升的水分。这大约是 2 瓶矿泉水的量。若因病菌等问题致使比这更多的水分进入大肠的话，就可能会引起腹泻。这种时候，最好要保持胃部温暖，尽量少吃一些食物。

反之，便秘的发生则是因为没有摄入足够的膳食纤维。由于大肠肠道蠕动不够活跃，所以很难将大便排出。为了避免便秘的发生，要多吃蔬菜，还要适当运动哦。

科学话题

比成人更严重的儿童肥胖问题

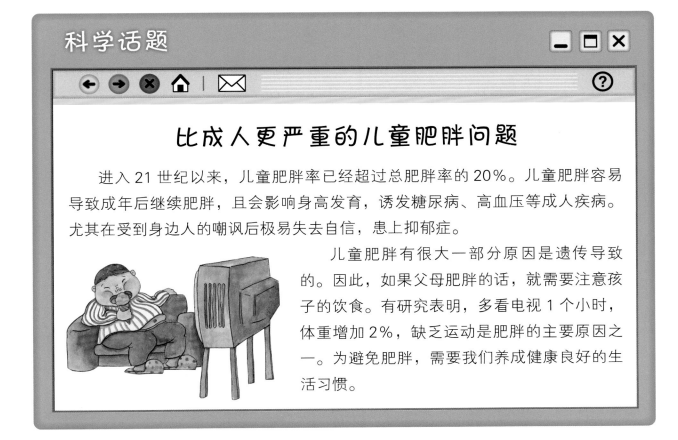

进入 21 世纪以来，儿童肥胖率已经超过总肥胖率的 20％。儿童肥胖容易导致成年后继续肥胖，且会影响身高发育，诱发糖尿病、高血压等成人疾病。尤其在受到身边人的嘲讽后极易失去自信，患上抑郁症。

儿童肥胖有很大一部分原因是遗传导致的。因此，如果父母肥胖的话，就需要注意孩子的饮食。有研究表明，多看电视 1 个小时，体重增加 2％，缺乏运动是肥胖的主要原因之一。为避免肥胖，需要我们养成健康良好的生活习惯。

这个一定要知道！

1. 下列选项中，能够使得身体从食物中获得营养的是？

   ☐ 储存
   ☐ 消化
   ☐ 腹泻
   ☐ 进食

2. 下面是消化的过程，空格内应填入的消化器官是？

   口腔→食管→ ☐ →十二指肠→小肠→大肠→肛门

   ☐ 舌
   ☐ 胰脏
   ☐ 肝
   ☐ 胃

3. 在十二指肠中，能够帮助消化的是？

   ☐ 胃液
   ☐ 唾液
   ☐ 胰液和胆汁
   ☐ 肠液

4. 小肠中吸收食物营养的突起状东西叫什么？

   ☐ 小肠绒毛
   ☐ 食管
   ☐ 淋巴管

1. 消化 / 2. 胃 / 3. 胰液和胆汁 / 4. 小肠绒毛

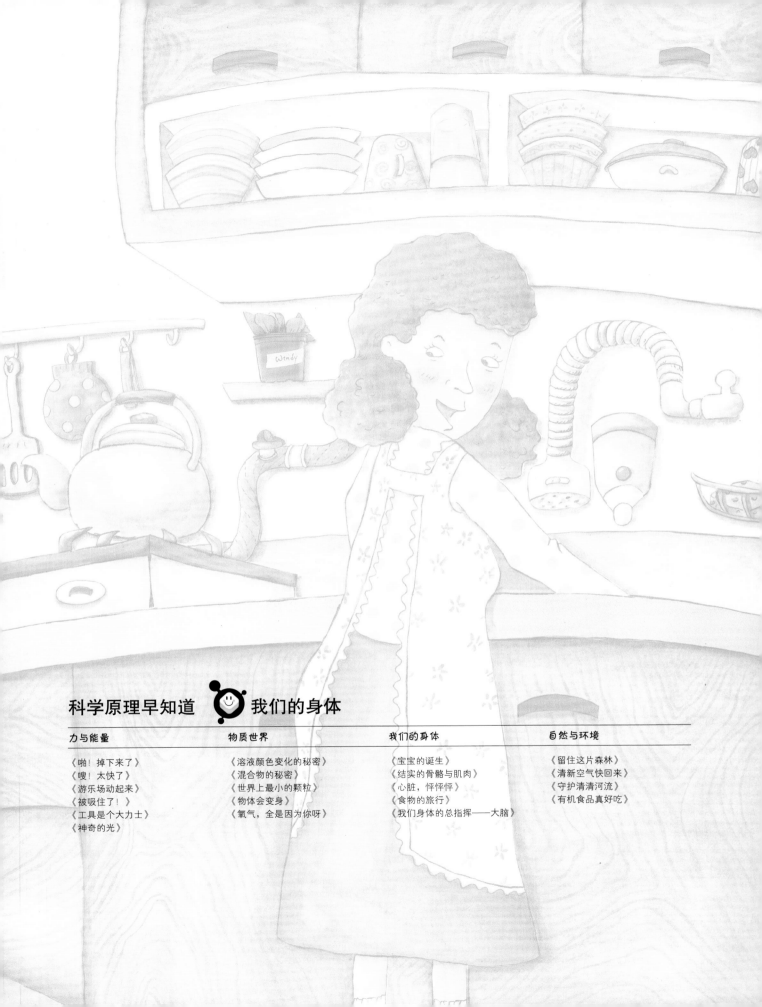

科学原理早知道　我们的身体

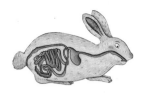

推荐人 朴承载教授（首尔大学荣誉教授，教育与人力资源开发部 科学教育审议委员）
作为本书推荐人的朴承载教授，不仅是韩国科学教育界的泰斗级人物，创立了韩国科学教育学院，任职韩国科学教育组织联合会会长，还担任着韩国科学文化基金会主席研究委员、国际物理教育委员会（IUPAP-ICPE）委员、科学文化教育研究所所长等职务，是韩国儿童科学教育界的领军人物。

推荐人 大卫·汉克（Dr. David E. Hanke）教授（英国剑桥大学教授）
大卫·汉克教授作为本书推荐人，在国际上被公认为是分子生物学领域的权威，并且是将生物、化学等基础科学提升至一个全新水平的科学家。近期积极参与了多个科学教育项目，如科学人才培养计划《科学进校园》等，并提出《科学原理早知道》的理论框架。

编审 李元根博士（剑桥大学理学博士，韩国科学传播研究所所长）
李元根博士将科学与社会文化艺术相结合，开创了新型科学教育的先河。
参加过《好奇心天国》《李文世的科学园》《卡卡的奇妙科学世界》《电视科学频道》等节目的摄制活动，并在科技专栏连载过《李元根的科学咖啡馆》等文章。成立了首个科学剧团并参与了"LG科学馆"以及"首尔科学馆"的驻场演出。此外，还以儿童及一线教师为对象开展了《用魔法玩转科学实验》的教育活动。

文字 李承佑
毕业于韩国教员大学小学教育系，并在该校研究生院主修了小学科学教育专业。现为首尔堂宗小学教师。十分关注儿童科学教育事业，积极参与小学教师联合组织"小学科学守护者"的活动，并且正在努力让科学学习变得简单而有趣。

插图 金妍珠
主修东方绘画，目前是一名插画师。曾获2005年韩国出版艺术大赛铜奖。

음식물의 여행
Copyright © 2007 Wonderland Publishing Co.
All rights reserved.
Original Korean edition was published by Publications in 2000
Simplified Chinese Translation Copyright © 2022 by Chemical
Industry Press Co., Ltd.
Chinese translation rights arranged with by Wonderland
Publishing Co.
through AnyCraft-HUB Corp., Seoul, Korea & Beijing Kareka
Consultation Center, Beijing, China.
本书中文简体字版由 Wonderland Publishing Co. 授权化学工业出版社独家发行。
未经许可，不得以任何方式复制或者抄袭本书中的任何部分，违者必究。

北京市版权局著作权合同版权登记号：01-2022-3269

图书在版编目（CIP）数据

食物的旅行 /（韩）李承佑文；（韩）金妍珠绘；祝嘉雯译. —北京：化学工业出版社，2022.6
（科学原理早知道）
ISBN 978-7-122-41016-0

Ⅰ. ①食… Ⅱ. ①李… ②金… ③祝… Ⅲ. ①消化系统—儿童读物 Ⅳ. ①R322.4-49

中国版本图书馆CIP数据核字（2022）第047701号

责任编辑：张素芳
文字编辑：旮景岩
责任校对：王　静
装帧设计：盟诺文化
封面设计：刘丽华

出版发行　化学工业出版社
　　　　　（北京市东城区青年湖南街13号　邮政编码100011）
印　　装　北京华联印刷有限公司
889mm×1194mm　1/16　印张2¼　字数50千字
2023年3月北京第1版第1次印刷

购书咨询：010-64518888
售后服务：010-64518899
网　　址：http://www.cip.com.cn
凡购买本书，如有缺损质量问题，本社销售中心负责调换。

定　　价：25.00元　　　　　版权所有　违者必究